BEI GRIN MACHT SICH IHR
WISSEN BEZAHLT

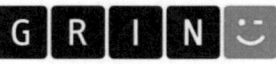

Der Umgang mit kulturellen, sozialen und emotionalen Einflüssen auf das Ernährungsverhalten bei der Beratung von Migrierten

Laura Fröhlich

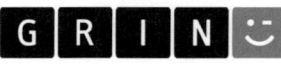

Bibliografische Information der Deutschen Nationalbibliothek:

Die Deutsche Nationalbibliothek verzeichnet diese Publikation in der Deutschen Nationalbibliografie; detaillierte bibliografische Daten sind im Internet über http://dnb.d-nb.de abrufbar.

ISBN: 9783346869449
Dieses Buch ist auch als E-Book erhältlich.

© GRIN Publishing GmbH
Trappentreustraße 1
80339 München

Druck und Bindung: Books on Demand GmbH, Norderstedt Germany
Gedruckt auf säurefreiem Papier aus verantwortungsvollen Quellen

Das vorliegende Werk wurde sorgfältig erarbeitet. Dennoch übernehmen Autoren und Verlag für die Richtigkeit von Angaben, Hinweisen, Links und Ratschlägen sowie eventuelle Druckfehler keine Haftung.

Das Buch bei GRIN: https://www.grin.com/document/1355523

International University

of Applied Sciences

Internationale Hochschule

Fernstudium Ernährungswissenschaften

Fallstudie

DLBEWES01 – Ernährungssoziologie

Der Umgang mit kulturellen, sozialen und emotionalen Einflüssen auf das Ernährungsverhalten in der Beratung

Ernährungstherapie am Fallbeispiel

eingereicht am 05.05.2020

Laura Fröhlich

I. Inhaltsverzeichnis

II.　Abkürzungsverzeichnis

bzw.	beziehungsweise
En%	Energie%
ggf.	gegebenenfalls
Mio.	Millionen
pflanzl.	pflanzliches
u.a.	unter anderem
usw.	und so weiter
z.B.	zum Beispiel

1. Einführung

Migration steigt weltweit Jahr für Jahr und wird damit ein immer relevanteres Thema in der Bevölkerung. 2018 lebten allein in Deutschland 20,8 Mio. (25,5 %) Menschen mit Migrationshintergrund (Statistisches Bundesamt, 2019). Davon besitzen mehr als 124.000 die indische Staatsbürgerschaft (Statista Research Department, 2020). Migranten sind einem Akkulturationsprozess ausgesetzt, der sie meist vor große Hindernisse stellt, wovon auch die Gesundheit betroffen ist. Dabei ist die Ernährungsumstellung auf westliche Kost oftmals von physiologischen Problemen begleitet. Aber auch die traditionelle Ernährungsweise kann, unter Umständen, krankheitsfördernd wirken. In jedem Fall benötigen Migranten meist besondere Unterstützung des nationalen Gesundheitswesens, da sich Sprachbarrieren, Tradition, Kultur und Gewohnheiten einer erfolgreichen Behandlung und Beratung in den Weg stellen können. Was insbesondere Ernährungsberater dabei beachten müssen, werde ich anhand folgendem Fallbeispiel veranschaulichen.

Dabei beginne ich mit einer Beschreibung der Ausgangssituation, gefolgt von der Darstellung weiterer notwendiger Informationen zum Fall, zur Gewährleistung einer kompetenten Beratung. Die Vorgehensweise des Beratungsgesprächs ist bedeutend für die Erfolgsaussichten. Zur Analyse zählt auch die Eigenrecherche, hinsichtlich der Ernährungsgewohnheiten meiner Klientin. Dafür stelle ich summa summarum die Esskultur der indischen Küche vor. Im Anschluss erstelle ich ein Ernährungsprotokoll und wähle dafür eine geeignete Ernährungserhebungsmethode aus. Anhand meiner gesammelten Informationen und der aktuellen Datenlage, spreche ich nun die Ernährungsempfehlungen für meinen Fall aus. Abschließend bilde ich ein Fazit und Ausblick zum Thema „Umgang mit Ernährungsgewohnheiten von Migranten".

2. Personenparameter

2.1 Fallbeschreibung

Eines Tages kommt eine Patientin, Mitte vierzig, in meine Praxis für Ernährungsberatung. Sie stellt sich bei mir vor und ich erfahre, dass sie, aus beruflichen Gründen, vor 8 Jahren mit ihrer gesamten Familie aus Südindien nach Berlin gezogen ist. In dem Haushalt der Frau leben deren hochbetagte Schwiegereltern, ihr Ehemann, sowie ihre 14-jährige Tochter und ihr 17-jähriger Sohn. Die Familie zählt zu der Kaste der Brahmanen. Die Frau und ihr Ehemann sind Vollzeit berufstätig. Das Kochen übernimmt die traditionell eingestellte Schwiegermutter. Bei der Patientin wurde Diabetes mellitus Typ 2 festgestellt. Ihr Hausarzt riet ihr zu der Ernährungsberatung. Sie selbst weiß zwar ungefähr, was Diabetes Mellitus ist, hat aber keine Vorstellung davon, was dies für ihr Ernährungsverhalten bedeutet. Zudem klagt sie darüber, dass ihr Sohn diverse YouTube-Kanäle für Bodybuilder abonniert hat und nicht der, in der Familie traditionellen, vegetarischen Ernährungsweise folgen möchte.

Ihre Tochter ernährt sich hingegen streng vegan und klagt häufig über Müdigkeit und Lustlosigkeit. Traditionelle südindische Feste werden in der Familie weiterhin gefeiert, inklusive der dazugehörigen Speisen. Die Frau bittet mich, ob ich ihr nicht ein paar Empfehlungen für ihre Kinder geben könnte, sie selbst fühle sich ja eigentlich gesund.

2.2 Weitere notwendige Informationen

Die Frau hat mir zwar schon einige wichtige Informationen über sich und ihre Familie Preis gegeben, so dass ich mir ein grobes Bild von ihrem Ernährungsverhalten machen kann, jedoch werden für eine ganzheitliche Beratung weitere hilfreiche Fakten benötigt. Da sie der Kaste der Brahmanen angehören und eine traditionell vegetarische Ernährungsweise befolgen, nehme ich stark an, dass sie sich dem Hinduismus bekannt haben. Dies werde ich mir von ihr bestätigen lassen, da somit einige Ge- und Verbote bezüglich des Ernährungsverhaltens bestünden, die für die Beratung von Relevanz wären. Weitere relevante Faktoren, deren Wirkungen befragt und recherchiert werden sollten, sind die Zugehörigkeit zur Kaste der Brahmanen, die Lehre des Ayurveda, die Rolle von Hausmitteln in der Familie und die Einhaltung von Fastentagen (Pahr-Hosbach, 2014, p. 41).

Sowohl der Grad der Akkulturation, sowie die Strenge der Einhaltung traditioneller und religiöser Gebräuche ist hier von Bedeutung für Diagnose, sowie Ernährungsempfehlungen. Um die Familienverhältnisse und die Essgewohnheiten der gesamten Familie besser zu verstehen, sollte sich die soziale Hierarchie der Familie herauskristallisieren, also ob die Schwiegermutter traditionell das Ernährungsverhalten der Angehörigen bestimmt (Pahr-Hosbach, 2014, p. 48). Daneben ist die Anzahl und Lebensmittelkomponenten der täglichen gemeinsamen indischen Mahlzeiten und die weiterer nicht-indischer, z.B. in der Schule oder am Arbeitsplatz ausfindig zu machen. Dafür verwende ich im weiteren Verlauf der Beratung eine Ernährungserhebungsmethode. Mit zunehmender Ernährungsakkulturation resultiert oft eine neue „Mischküche" (Şat, et al., 2019, p. 310).

Da sich der Sohn der Tradition abwendet, stellt sich die Frage, welche Haltung die Eltern und Großeltern dem gegenüber einnehmen, welche Gründe dahinterstehen und welches Ernährungsverhalten er nun präferiert. Die meisten Bodybuilder auf Youtube ernähren sich typischerweise von Lebensmitteln mit hohem Eiweißgehalt, vor allem Fleisch und anderen tierischen Produkten. Sie propagieren, dass rapides Muskelwachstum nur so, initiiert werden würde. Dieser Einfluss wird durch sein pubertäres Alter, seine Mitschüler, das große, vielfältige Angebot an tierischen Lebensmitteln und die geringe Prävalenz an Vegetariern in Deutschland zusätzlich verstärkt. Im Rahmen der Ernährungstherapie ist, neben dem reinen Migrationshintergrund, nun auch die Generationszugehörigkeit bzw. der Ort der Sozialisation von Bedeutung (Şat, et al., 2019, p. 306). Der Sohn als Angehöriger der zweiten Generation, der sich bei Familienzuzug noch im jungen Kindesalter befand, wurde zum Großteil in Deutschland sozialisiert und äußert nun den Wunsch zur

Ernährungsakkulturation (ebd.). Dies steht im Missklang mit den Ansichten seiner Eltern und Großeltern, deren Sozialisierung in ihrem Herkunftsland Indien stattfand.

Auch die Hintergründe für die vegane Lebensweise der Tochter sollten geklärt werden, sowie ihr BMI und Vitamin- und Mineralstoffstatus. Insbesondere Eisen, Calcium, Vitamin D und Vitamin B12 sollten kontrolliert werden, da ein Mangelzustand Ursache der Müdigkeit sein könnte. Falls ein erniedrigter BMI vorliegt, ist es ratsam eine mögliche Essstörung zu hinterfragen. Da sich der Rest der Familie vegetarisch ernährt, kommt auch hier die Frage auf, wie sie mit den Essgewohnheiten der Tochter umgehen, ob Rücksicht genommen wird, die Schwiegermutter zusätzlich vegane Speisen zubereitet oder ob der Tochter nicht genügend Alternativen angeboten werden und sie sich ihre Mahlzeiten selbst kochen muss.

Die Beratung der Mutter stellt sich laut vorhandener Informationen, jedoch als am dringlichsten heraus, denn Diabetes mellitus Typ 2 ist eine chronische, degenerative Stoffwechselerkrankung mit gestörter Glucosetoleranz und Insulinresistenz (Misra, 2011, pp. 2,8). Bei Nicht-Behandlung können zahlreiche Komorbiditäten, wie retinale, renale, neuropathische und kardiovaskuläre Erkrankungen auftreten, die letztendlich bis hin zum Tode führen können (ebd.). Laut „world bank report" ist Diabetes mellitus Typ 2 die Haupttodesursache bei erwachsenen Indern zwischen 15 und 69 Jahren (Misra, 2011, p. 11). Zur Entwicklung des klinischen Krankheitsbildes kommt es unter dem Einfluss sogenannter Manifestations- oder Risikofaktoren (Misra, 2011, p. 12). Diese liegen häufig in Form eines metabolischen Syndroms vor, welches unter den Indern weit verbreitet ist (ebd.). Dementsprechend sollten bei der Patientin die laborchemischen Parameter (Gesamt-Cholesterin-, LDL-Cholesterin-, HDL-Cholesterinspiegel, Blutdruck, Taillenumfang, HbA1c-Wert, ggf. Plasmaglukosespiegel) bestimmt werden, um den Schweregrad der Erkrankung festzulegen und weitere Erkrankungen auszuschließen, sowie Therapiemaßnahmen und -ziele bestimmen zu können (ebd.). Des Weiteren sind auch Lebensstilfaktoren, wie körperliche Aktivität, Rauchen und Alkoholkonsum beim Patientengespräch zu berücksichtigen (Şat, et al., 2019, p. 308).

Studien zufolge besitzen Inder eine genetische Disposition gegenüber Typ-2-Diabetes und Herz-Kreislauf-Erkrankungen (Misra, 2011, p. 6). Sie weisen trotz niedrigem BMI eine erhöhte Insulin Resistenz und eine viszerale Adipositas auf, welches als „Yudkin-Yajnik" Paradox bekannt ist (ebd.). Daneben tragen Risikofaktoren, wie abnorme Lipidwerte, erhöhtes Bauchfett, eine ballaststoffarme Ernährung reich an gesättigten und Trans-Fettsäuren, als auch einfachen Kohlenhydraten und körperliche Inaktivität zur Entwicklung chronischer Krankheiten bei (Misra, 2011, p. 1). Die Patientin sollte auch auf diese Faktoren hin befragt und untersucht werden.

Der Zeitpunkt der Diagnose ist hilfreich, um die Ursachen der Erkrankung besser zu identifizieren. Falls die Krankheit erst nach ihrer Migration nach Deutschland auftrat, könnte dies an der Akkulturation liegen, was einige Studien bestätigen. Südasiaten besitzen ohnehin eine höhere Prävalenzrate von Typ-2-Diabetes und Herz-Kreislauf-Erkrankungen, welche sich durch Einwanderung in ein westliches Land, überdies vergrößern kann (Lesser, et al., 2014). So herrscht in Indien die größte Prävalenz von Typ-2-Diabetes-Erkrankungen der ganzen Welt (Misra, 2011, p. 6). Es besteht eine starke Assoziation mit dem Lebensstil, insbesondere der Nahrungsaufnahme (Lesser, et al., 2014). Folglich kann das steigende Krankheitsrisiko teilweise durch die Einführung westlicher Ernährungspraktiken erklärt werden (ebd.). Dem gegenüber steht der sogenannte „gesunde Zuwanderereffekt", der besagt, dass sich Migranten zum Zeitpunkt der Migration in einem wesentlich besseren Gesundheitszustand befinden, als die Einheimischen des immigrierten Landes (ebd.). Demzufolge weisen sie eine geringere Prävalenz von Risikofaktoren für Herz-Kreislauf-Erkrankungen auf (ebd.). Andererseits wird dieser Effekt mit steigender Aufenthaltsdauer dezimiert bis er schließlich ins Gegenteil konvertiert und das Gesundheitsrisiko der Einwanderer, das der Einheimischen übertrifft (ebd.). Gründe hierfür sind die mit der Akkulturation einhergehenden kulturellen, sozioökonomischen und psychosozialen Veränderungen, sowie ein neuer Lebensstil (ebd.).

Eine Studie aus Norwegen berichtete, dass südasiatische Migranten eines höheren Bildungsstandes, im Gegensatz zu Einwanderern mit schlechten Sprachkenntnissen, weniger Fett konsumierten (ebd.). Daher wäre es auch von Vorteil, den Bildungsstatus der Familie ausfindig zu machen (ebd.).

Darüber hinaus besitzen Migranten häufig ein anderes Verständnis von Gesundheit, Gesundheitsvorsorge und Krankheit und meist auch weniger Wissen über den Krankheitsverlauf und dessen beeinflussbare Faktoren im Vergleich zu der einheimischen Bevölkerung (Şat, et al., 2019, p. 307). Um dem entgegenzuwirken und die Compliance meiner Patientin zu stärken, muss ich sie einfach und verständlich über den Diabetes mellitus, die Folge- und Begleiterkrankungen, sowie den Zusammenhang zwischen der Erkrankung, Ernährung und Lebensstil ausreichend informieren (ebd.). Dabei ziele ich auf einen optimalen Wissenstransfer und die Stärkung der Eigenverantwortung meiner Patientin ab (ebd.).

2.3 Vorgehensweise

Für eine effiziente, zielgerichtete Form der Beratung, ist zunächst zu klären, welche Rolle der Klient einnimmt. Meine Patientin kommt in zwei Rollen zu mir. Zum einen als Besucher, denn obwohl sie an Typ-2-Diabetes leidet, möchte sie nicht zwingend diesbezüglich beraten werden und zum anderen kommt sie in erster Linie als Klagende hinsichtlich ihrer Kinder zu mir (Stange & Leitzmann, 2017, p. 38). Sie hat eine vage Beschwerde gegenüber dem Gesundheitszustand ihrer Tochter und den Ernährungswünschen ihres Sohnes. Diesbezüglich wird versucht, gemeinsam Lösungswege zu finden (ebd.). Falls die Mutter das zu lässt und kooperiert, wird sie zu einer Kundin, die beraten werden kann (ebd.). Ich, als Ernährungsberaterin, nehme die Rolle „in Anleitung der Hilfe zu Selbsthilfe" an (Stange & Leitzmann, 2017, p. 48).

Zudem gilt es, vorab bestehende Sprachbarrieren zu identifizieren und wenn nötig, durch einen Dolmetscher bzw. medizinisches Personal mit entsprechenden Sprachkenntnissen, unter Berücksichtigung der Schweigepflicht, zu beheben (Şat, et al., 2019, p. 308). Die Verständigung sollte jedoch idealerweise in einer Sprache, der Behandlungssprache, erfolgen (ebd.). Zur Unterstützung der Verständlichkeit sollten klare, einfache, kurze Sätze und allgemeingültige, ggf. umgangssprachliche Begrifflichkeiten verwendet werden (ebd.).

Ein Gespräch in Form eines Interviews ist zu vermeiden, denn dabei verfällt der Patient in eine passive Rolle des Befragten und es wird ihm die Möglichkeit genommen, eigene wichtige Themen anzusprechen (Stange & Leitzmann, 2017, p. 41). Außerdem nimmt er so an der Lösungsfindung kaum teil und mögliche Vorschläge werden als fremdbestimmt empfunden (Stange & Leitzmann, 2017, p. 42).

Eine gelungene Beratung beinhaltet im Wesentlichen zwei Aspekte: ein klientenzentriertes Gesprächskonzept und das „Empowerment" des Klienten (Stange & Leitzmann, 2017, p. 31). Dabei sind Empathie, Akzeptanz und Kongruenz Grundvoraussetzung der Gesprächskompetenz (Stange & Leitzmann, 2017, p. 42). In einem freien Gespräch versuche ich, durch Bewertungen, Interpretationen und Rückfragen, die Probleme zu präzisieren und ggf. eine Diagnose zu stellen (ebd.). Ziel ist es, unter Berücksichtigung des Gefühlslebens und der Wünsche meiner Klientin, einen kompetenten Rat zu erteilen ohne reine Informationsvermittlung (ebd.). Wenn meine Klientin ihre Emotionen verbalisiert, kann auch sie sich ein besseres Bild von sich selbst und ihrer Familie machen (ebd.). Dies trägt zur realistischeren Selbstwahrnehmung bei, und nach Analyse psychosozialer Faktoren, können auch Probleme behoben werden, die nicht allein durch Informationstransfer und Aufklärung lösbar sind (ebd.). Bei Vermittlung von Zuwendung und Anteilnahme, nimmt die Patientin eine andere Haltung mir und ihren Problemen gegenüber ein und wird somit empfänglicher für neue Sichtweisen und gesundheitsbewusste Maßnahmen (Stange & Leitzmann, 2017, p. 43). Eine strukturierte, patientenbezogene Vorgehensweise mit psychologischen Fragetechniken und fundierter Argumentation fördert das Verständnis und das Erinnerungsvermögen seitens der Patientin (Stange & Leitzmann, 2017, p. 48).

Der Empowerment-Ansatz kennzeichnet sich durch Förderung der Autonomie und Selbstbestimmtheit des Klienten und der Identifikation eigener Fähigkeiten, zur Verbesserung seines Gesundheitszustands und damit seiner Lebensqualität (ebd.). Empowerment steht hierbei für die Haltung des Klienten, selbstbestimmt zu handeln und sich für seine Interessen und Ziele einzusetzen (ebd.). Ich als Beraterin unterstütze dies, durch aktives Zuhören, wobei ich die Einstellungen und Gefühle meiner Klientin kennenlerne (ebd.). Meine Aufgabe besteht darin, in einem strukturierten Gespräch, die Motivationen meiner Klientin zu lokalisieren, zu bewahren und zu fördern, indem ich ihre Situation, von allen Blickwinkeln her, durchdringe (ebd.). Dabei stelle ich alle notwendigen Informationen zur

Verfügung, kann von Erfolgsgeschichten berichten und Vor- und Nachteile nennen (ebd.). Kontraproduktiv und zu vermeiden, sind hingegen Methoden, die von Druck und Drohungen begleitet sind (ebd.). Das Hervorrufen von Angst wirkt nämlich hinderlich auf die Selbstmotivation der Patientin (ebd.).

Im Allgemeinen beträgt die Compliance bei Diätvorschriften 8 bis 29 % (Stange & Leitzmann, 2017, p. 48). Durch die richtige Gesprächstechnik lassen sich diese Anteile maßgeblich erhöhen (ebd.). Demnach wird ihr eine größere Bedeutung als reinem Fachwissen zugeschrieben (ebd.).

3. Indische Küche

Für das Verständnis der Ernährungsgewohnheiten meiner Patientin und der Entwicklung eines Therapieverfahrens ist es von Nöten, sich über die indische Küche mit samt ihrer Traditionen zu informieren. Als Grundlage hierfür dienen, sowohl die eigene Recherche als auch, die aus dem Beratungsgespräch und der Ernährungserhebungsmethode hervorgehenden Erkenntnisse.

Ernährung und Kultur sind in Indien sehr eng miteinander verknüpft (Pahr-Hosbach, 2014, p. 32). Trotz regionaler Unterschiede können die Hauptmerkmale der Ernährungsgewohnheiten von Südindern nach dem Modell von Koctürk strukturiert werden, um sich einen guten Überblick zu verschaffen (Pahr-Hosbach, 2014, p. 35). Er unterteil die Lebensmittel nach ihrer Funktion.

Das Hauptnahrungsmittel Südindiens ist Reis mit einem Pro-Kopf-Konsum von 208 g/d (ebd.). Es ist in verschiedenen Formen in fast jeder Mahlzeit zu finden (ebd.). Ihm kommt eine besondere Bedeutung in der indischen Kultur zu Teil und er wird selbst bei Hochzeitszeremonien symbolisch verwendet (Pahr-Hosbach, 2014, p. 36). Solche außeralltäglichen Mahlzeiten, wie Feste oder besondere Anlässe sind fest in der Tradition verankert und halten auch nach Migration, der Akkulturation stand. Reis ist so ein fester Bestandteil indischer Kultur, dass es gegen eine andere Kohlenhydratquelle nicht ausgetauscht werden kann. Dementsprechend werde ich bei Aussprache meiner Ernährungsempfehlungen lediglich eine Umstellung auf Vollkornreis empfehlen.

Ergänzend zum Reis wird u.a. viel Gemüse verwendet (ebd.). Südinder präferieren folgendes Gemüse aus über 200 Sorten: Okra, Blumenkohl, Kohl, Brinjal (Auberginen), Erbsen, Kürbisse, Bohnen, Tapioka, Tomaten, Zwiebeln, Zitrone (ebd.). Durch Zubereitungsweisen, wie Braten und Dünsten, entstehen daraus traditionelle südindische Gerichte, wie Sambar, Rasam und Curries oder Chutneys und sauer eingelegtes Gemüse (ebd.). Hülsenfrüchte dienen als Hauptproteinquelle und liefern essenzielle Aminosäuren (ebd.). Meist findet man Bohnen, Erbsen oder Linsen in Curries, frittiert oder als Mehl für Snacks und Süßes (ebd.). Ein weiteres wichtiges ergänzendes Lebensmittel sind Milch und Milchprodukte (Pahr-Hosbach, 2014, p. 37). Insbesondere Joghurt dient als Säuerungsmittel, Weichmacher und Verdickungsmittel vieler Speisen (ebd.). Normalerweise wird ergänzenden Lebensmitteln nur eine komplementäre Rolle zugesprochen und sie sind meist austauschbar. Gemüse und Hülsenfrüchte sind jedoch für Inder elementar und gerade unter den Vegetariern essenzielle Nährstoffquellen, so dass lediglich die Sorten untereinander austauschbar sind.

Im Gegensatz dazu nehmen Accessoires eine schmückende, leicht substituierbare Rolle ein. Sie verbessern Geschmack und Optik der Gerichte. Häufig verwendete Fettquellen sind: Erdnussöl, Senföl, Vanaspati (pflanzl. Ghee) und Kokosöl (ebd.). Ghee (geklärte Butter) besitzt eine besondere Bedeutung im Hinduismus und in der indischen Tradition und muss deshalb gesondert betrachtet werden (ebd.). Heimische Kräuter und Gewürze zählen zwar zu den Accessoires, werden jedoch von den meisten Indern streng bewahrt, da es den Geschmack wesentlich verbessert und an die Kindheit und Familie erinnert. Oftmals besitzt jede indische Familie ein eigenes Masala (Gewürzmischung) Rezept, welches generationsübergreifend weitergereicht wird (ebd.). Kurkuma, Ingwer, Zimt und Nelken gelten für Hindus als heilig und finden täglich Verwendung beim Kochen (Pahr-Hosbach, 2014, p. 44). Süßes und Desserts haben besondere Relevanz bei Feierlichkeiten und Opferzeremonien (Pahr-Hosbach, 2014, p. 38). Als weitere gesunde Protein- und Fettquellen werden auch viele Nüsse und Samen verwendet (ebd.). Saisonales Obst wird zu Saft oder Chutney verarbeitet oder frisch verzehrt (Pahr-Hosbach, 2014, p. 39). Zu den Mahlzeiten wird Wasser serviert und auch gerne Milchkaffee getrunken (ebd.).

Religion und damit einhergehend das Hindu Kastensystem sind bedeutende Einflussfaktoren auf die Esskultur (Pahr-Hosbach, 2014, p. 41). Insbesondere große Festessen und Fastenzeiten sind ernährungsphysiologisch, kritisch zu betrachten. Dementsprechend erkundige ich mich auch bei meiner Patientin danach. Im Kontext mit dem indischen Kastensystem, ist die Ernährungsweise kennzeichnend für die jeweilige Gesellschaftsschicht und definiert so, auch den sozioökonomischen und gesellschaftlichen Status der Person (ebd.). Meine zu beratende indische Familie gehört der höchsten Kaste der Brahmanen an. Hier finden sich Professionen, wie Intellektuelle, spirituelle Führer, Philosophen und Lehrer (ebd.). Sie werden dazu angehalten, nur gesunde, leicht verdauliche Lebensmittel, sogenanntes satvisches Essen, zu verzehren (ebd.). Brahmanen sind meist streng gläubige Hindus und betrachten somit alle Lebewesen als heilig (ebd.). Es besteht ein Verbot, Fleisch, Fisch, Eier und Alkohol zu konsumieren (ebd.). Auch sollten hitzeerzeugende, rajasische Lebensmittel, wie Zwiebeln, Knoblauch, Champignons und Wurzelgemüse vermieden werden (ebd.). Weiterhin existieren bestimmte Vorschriften in Bezug auf die Zubereitungsweise (Pahr-Hosbach, 2014, p. 45).

Die indisch-vegetarische Küche ist, zum Teil als besonders gesundheitsbewusst zu bewerten, da ein Großteil aus Gemüse besteht, welches viele Vitamine, Mineralstoffe und sekundäre Pflanzenstoffe liefert. Auch Hülsenfrüchte sind ideale Proteinquellen und enthalten viele Ballaststoffe. Reis sollte idealerweise vollwertig als Vollkornprodukt vorliegen, so dass auch hier eine verdauungsfördernde Ballaststoffquelle zu finden wäre. Lediglich die populären Zubereitungsweisen in Form von Frittieren und Braten sind zu bedenken, denn bei starker Erhitzung von Öl entstehen gesundheitsschädliche gesättigte und Trans-Fettsäuren. Auch wird der Fettverzehr dadurch maßgeblich gesteigert, was schnell in Fettleibigkeit resultieren kann. Denselben Effekt, sowie weitere gesundheitsschädigende Folgen, werden einem erhöhten Zuckerkonsum, in Form der südindischen Süßspeisen oder Getränken, zugesprochen. Auch hier sollte ein besonderes Augenmerk, hinsichtlich des Diabetes mellitus, gelegt werden und passende Empfehlungen ausgesprochen werden.

4. Ernährungsprotokoll

4.1 Ernährungserhebungsmethode

Im Rahmen der Ernährungsberatung für den vorliegenden Diabetes mellitus Typ 2 sollte mit Hilfe der Ernährungserhebungsmethode geklärt werden, ob die Ernährung meiner Patientin gesund und ausgewogen und die Energieaufnahme angemessen ist, wie viel industriell gefertigte Lebensmittel, welche reich an ungünstigen freien Zuckerarten, konsumiert werden und wie hoch der Salzkonsum in Bezug auf den Blutdruck ist (BÄK/KBV/AWMF, 2013, p. 40).

Ein allgemeines, unstrukturiertes Nachfragen, so dass unzureichende oder falsche Informationen vermittelt werden, ist zweifelsohne, zu vermeiden (Stange & Leitzmann, 2017, p. 32). Die Reliabilität der Aussagen meiner Patientin, bezüglich ihrer Ernährung, sind, durch den großen subjektiven Spielraum und ihrem begrenzten Erinnerungsvermögen, stark eingeschränkt (ebd.). Daher ist die Methode der freien Befragung lediglich für eine grobe, qualitative Abschätzung des Ernährungsverhaltens, nicht jedoch für die Entwicklung eines individuellen Ernährungsplanes, geeignet (ebd.).

Zur Diabetestherapie wird ein Ernährungsprotokoll, zur Ermittlung einer Fehlernährung und als Grundlage für das Erstellen eines individuellen Therapieplans, präferiert (Stange & Leitzmann, 2017, p. 35). Es beinhaltet mind. sieben Tage und zur Typisierung bestenfalls 14 Tage (ebd.). Es können frei Notizen zur Menge, Zeitpunkt, Ort und Art der verzehrten Lebensmittel angefertigt werden oder ein entsprechendes Formular ausgefüllt werden (ebd.). Damit lässt sich schnell ein relativ genaues Bild der Ernährungssituation meiner Patientin erfassen (ebd.). Häufig werden Patienten auch zur Eigendiagnose und Selbsterkenntnis angeleitet (Stange & Leitzmann, 2017, p. 36). Da die Methode jedoch mit verhältnismäßig hohem Aufwand auf beiden Seiten verbunden ist und die Patientin vorerst keine explizite Ernährungstherapie für sich wünscht, bietet sich eine Präferenzliste als sinnvolle Alternative an (ebd.).

Dabei handelt es sich um einen Vordruck mit einer Reihe von – in diesem Fall südindischen – Lebensmitteln zum Ankreuzen (ebd.). Anhand von weiteren Patienteninformationen und der Krankheitsdiagnose zeichnet sich schnell ab, welche Lebensmittel womöglich problematisch sind und welche möglichen Alternativen sich dafür anbieten. Ernährungsgewohnheiten lassen auch Rückschlüsse auf Personenmerkmale zu. Damit kann ich erkenne, ob meine Patientin eher ein emotionaler oder ein gezügelter Esser ist, wodurch die Beratung anhand dessen, modifiziert werden kann. Hiermit wird eine gute Grundlage für das Beratungsgespräch geschaffen und, falls erwünscht oder notwendig, kann man im Anschluss immer noch ein ausführliches Ernährungsprotokoll veranlassen (ebd.). Aus den Erkenntnissen des Beratungsgesprächs lassen sich auch gut Ernährungsempfehlungen für die Kinder ableiten.

Im naheliegenden Fall einer Adipositas, wende ich zusätzlich einen Fragebogen, zur Herausarbeitung falscher Gewohnheiten oder einer möglichen Essstörung, an (Stange & Leitzmann, 2017, p. 33). Durch gezielte Fragen zu emotionalen Effekten des Essens, lassen sich Probleme schnell erkennen. Einige beispielhafte Fragen lauten:

- „Machen Sie sich Sorgen wegen einer Gewichtszunahme?
- Stellen Sie sich oft auf die Waage?
- Haben Sie Diäten durchgeführt – welche, wie oft?
- Kommt es vor, dass Sie sich nach dem Essen depressiv fühlen?" (ebd.).

Sowohl bei der Tochter als auch beim Sohn ist der soziale Einfluss auf die Körperzufriedenheit und damit das Ernährungsverhalten, mit einzubeziehen. Beide befinden sich in einem Alter und in einer Zeit, in der soziale Medien überaus präsent und relevant sind. Der Vergleich mit durchtrainierten YouTube Stars und schlanken Mädchen auf Instagram darf nicht unterschätzt werden und sollte in das Gespräch mit eingebunden werden.

4.2 Ernährungsempfehlungen

„Ernährungsberatung soll Ernährungsverhalten, Wünsche, Verträglichkeiten, Werte und Bedürfnisse des Patienten ebenso berücksichtigen, wie die Möglichkeiten zur Verhaltensänderung und den möglichen Einfluss der Ernährungsänderung auf die Lebensqualität" (BÄK/KBV/AWMF, 2013, p. 39).

Für die ganze Familie, insbesondere für die Tochter, ist es wichtig, ein Vitamin B12 Nahrungsergänzungsmittel oder den Konsum von angereicherten Lebensmitteln in Erwägung zu ziehen. Obwohl Defizite des Nährstoffs heutzutage unter den Vegetariern und Veganern nicht weiter verbreitet, als auch unter den Allesessern, sind, liegt bei der Tochter ein Mangel, aufgrund ihrer Symptomatik nahe (Kahleova, et al., 2017, p. 6). Sie sollte auf eine ausgewogene Ernährung mit viel frischem Obst und Gemüse, sowie Nüsse und Samen als wichtige Omega-3-Quellen, achten. Zur Abdeckung des Eisenbedarfs, der bei den meisten Frauen oft kritisch ist, empfiehlt sich der Verzehr von grünem Blattgemüse, Amaranth, Quinoa, Hirse, Kürbiskernen und Sesam gemeinsam mit Vitamin-C-Lieferanten (Zitrusfrüchte, Paprika) (Keller, 2014). Die Versorgung von essenziellen Fettsäuren aus Chia- oder

Leinsamen ist sehr wichtig für einen gesunden Hormonhaushalt, der Müdigkeit vorbeugt. Letztere kann auch ein Anzeichen für eine zu geringe Energieversorgung sein. Daher sollte die Mutter darauf achten, dass ihre Tochter genug Nahrung zu sich nimmt.

Der Sohn befindet sich in einem mündigen Alter, in dem er seine Ernährungsweise generell selbst bestimmen kann. Die Pubertät ist die Zeit des Ausprobierens und der Rebellion gegen Regeln und Vorschriften, v.a. von Seiten der Eltern. Auch der soziale Einfluss prägt sein Verhalten und seine Ansichten ungemein. Der Mutter ist daher nur zu raten, wenig Druck auf ihren Sohn auszuüben, denn damit wird meist nur das Gegenteil erreicht. Anhand ernährungsphysiologischen Wissens kann sie ihn darüber aufklären, dass eine vegetarische Kost keinerlei Nachteile für die Trainingsleistung bietet, jedoch zahlreiche gesundheitliche, umweltbezogene, ethische, religiöse und ästhetische Vorteile mit sich bringt. Es stehen ihm ausreichend pflanzliche Proteinquellen, wie Bohnen, Linsen, Soja, Getreide und Nüsse zur Verfügung, so dass er, durch das richtige Training, Muskeln aufbauen kann. Auf diese Weise senkt er das Risiko der Entwicklung zahlreicher chronischer Krankheiten und trägt nicht zur Schlachtung unschuldiger Tiere bei (Lynch, et al., 2018).

Die Grundlage der Diabetestherapie bildet die Behandlung der Manifestationsfaktoren, durch Umstellung der Ernährung, vermehrte körperliche Aktivität und Reduktion des Körpergewichts (BÄK/KBV/AWMF, 2013, p. 24). „Oft gelingt es in den Anfangsstadien, die Erkrankung in die Latenz zurückzudrängen" (ebd.).

Bei Aussprache meiner Ernährungsempfehlungen versuche ich meine Patientin zu einer gesunden, ausgewogenen, vegetarischen Kost zu motivieren, die sich, wie bisher, aus indisch traditionellen Komponenten zusammenstellt, nur mit besonderem Augenmerk auf die Nährstoffzusammensetzung und die Fett- und Kohlenhydratquellen.

Bei Insulintherapie wird die Art und Menge der Kohlenhydrate „als wesentliche Strategie zur Glykämiekontrolle eingesetzt" (BÄK/KBV/AWMF, 2013, p. 38). Ist dies nicht der Fall, sollten nichtsdestotrotz Nahrungsmittel mit hohem glykämischen Index weitestgehend vermieden werden. Hierbei sollte die Familie insbesondere auf eine Umstellung von weißem Basmatireis und Weißmehl auf ballaststoffhaltigen Vollkornreis und Vollkornmehl hin, angehalten werden. Ein Zuckerverbot wird generell nicht ausgesprochen (BÄK/KBV/AWMF, 2013, p. 40). Es sollten jedoch übermäßige Mengen an indischen Süßspeisen oder gezuckerten Getränken vermieden werden.

Zur Reduktion der Gesamtfettzufuhr und Vermeidung gesundheitsschädlicher gesättigter und Trans-Fettsäuren, sind Zubereitungsweisen, wie Grillen, Kochen und Dampfgaren, dem Rösten, Braten und dem, in Indien geläufigen, Frittieren vorzuziehen (DGK, 2016, p. 30). Der Verzehr von fettreichen Lebensmitteln, wie Käse, Backwaren, Fertigprodukte, Fast-Food usw. ist, zu minimieren und durch gesunde Alternativen, wie frisches Obst und Gemüse und traditionell indische Gerichte, wie Gemüseeintopf mit Reis, zu ersetzen (BÄK/KBV/AWMF, 2013, p. 40). Die Fettzusammensetzung lässt sich durch den Wechsel von tierischen Fetten, wie Ghee und Butter auf pflanzliche Fette, wie Rapsöl, Nüsse und Samen (v.a. Lein- und Chiasamen), die vermehrt einfach und mehrfach ungesättigte Fettsäuren enthalten, optimieren. Dies hat positive Effekte auf das postprandiale Lipidmuster (BÄK/KBV/AWMF, 2013, p. 112).

Die Proteinaufnahme sollte sich an den empfohlenen 10 bis 20 En% orientieren (BÄK/KBV/AWMF, 2013, p. 38).

„Sogenannte Diabetiker- bzw. Diätlebensmittel sind bei Diabetes weder erforderlich noch nützlich" (BÄK/KBV/AWMF, 2013, p. 40).

Die Gesamtenergiezufuhr sollte, bei vorliegender Adipositas, bis aufs weitere herabgesetzt werden, denn eine Gewichtsreduktion führt zur Verbesserung des glykämischen Status, des Blutdrucks, des Lipidstatus und der allgemeinen Stoffwechselsituation (BÄK/KBV/AWMF, 2013, p. 113). Zur Unterstützung und anschließender Gewichtsstabilisierung, sowie Steigerung der Insulinsensitivität sollte zusätzlich eine Bewegungstherapie bzw. mehr körperliche Aktivität veranlasst werden (ebd.).

Therapien, die auf die kulturellen Bedürfnisse der Studienteilnehmer von randomisierten kontrollierten Studien zugeschnitten sind, belegen eine Reduktion von HbA1c- und Körperfett-Werten (Şat, et al., 2019, p. 310).

Die empfohlenen Maßnahmen müssen „praktikabel, kreativ und als persönliche Chance und nicht als Fremd-Forderung angeboten werden", um die Compliance und Konstanz der Umsetzung zu erhalten (AG Diabetes und Migranten in der DDG, 2005). Außerdem sollten sie nach dem Prinzip der kleinen Schritte umgesetzt werden, da einfache, langfristige Maßnahmen ohne völlige Einschränkungen besser akzeptiert und beibehalten werden können. Dabei sinkt auch die Wahrscheinlichkeit eines Jojo-Effekts.

5. Fazit & Ausblick

Studien kamen zu dem Schluss, dass alle Teilnehmer neben allgemein traditionellen Ernährungsgewohnheiten, auch ihre persönlichen Vorlieben, Einstellungen und Verhaltensweisen mitbringen, so dass jede Ernährungsberatung für indische Migranten individuell gestaltet und angepasst werden muss (Pahr-Hosbach, 2014, p. 260). Um dies zu gewährleisten, ist es wichtig, sich ausreichend über die traditionelle, sowie persönliche Esskultur des Patienten, zu informieren (ebd.).

Akkulturation spielt in den Ernährungsgewohnheiten von Migranten eine enorm große Rolle. Um negative Auswirkungen ungesunder Nahrungsmittelangebote westlicher Industrieländer zu vermeiden, sollten Strategien zur Gesundheitsförderung entwickelt werden, die eine gewisse kulturelle Sensibilität aufweisen und das Ernährungsbewusstsein von Einwanderern fördern und Herz-

Kreislauf-Erkrankungen vorbeugen (Lesser, et al., 2014). Es können vermehrt Schulungsprogramme zur Verfügung gestellt und eine gesunde Ernährung mithilfe der Medien und der Werbung propagiert werden (ebd.). Hierbei wären auch Initiativen des öffentlichen Gesundheitswesens eine große Stütze (ebd.). Viele Berufstätige, wie auch möglicherweise meine Klientin und ihr Ehemann, nehmen ihre Mahlzeit am Arbeitsplatz oder in einer Kantine zu sich. Eine Ernährungsschulung für Unternehmen könnte auch hier die Angebote verbessern und eine gesunde Kost reich an Obst, Gemüse und Vollkornprodukten, gewährleisten und womöglich der Herkunft ihrer Mitarbeiter anpassen (ebd.).

Weitere Studien zur Ernährungsakkulturation von indischen oder Migranten im Allgemeinen, würde das Verständnis von Ernährungs- und Gesundheitsberatern erleichtern, so dass sie neue Systeme und Konzepte entwickeln und bessere Hilfe leisten können (Mahadevan, 2003). Hierbei ist nicht nur die Identifikation positiver, als auch negativer diätetischer Modifikationen von Relevanz, sondern auch kulturelle und psychische Veränderungen (Pahr-Hosbach, 2014, p. 262). Denn nur eine ganzheitliche Sicht liefert ausreichend Informationen, um geeignete Beratungsdienste erstellen zu können (Pahr-Hosbach, 2014, p. 260).

III. Literaturverzeichnis

Şat, S. et al. (2019) Diabetes und Migration. *Diabetologie und Stoffwechsel*, 10, Band 14, p. 103–324.

AG Diabetes und Migranten in der DDG (2005) *diabundmigran@AOL.com.* [Online]
Available at: http://migration.deutsche-diabetes-gesellschaft.de/arbeitsmaterialien/empfehlungen-diabetes-behandlung-von-migranten.html
[Zugriff am 25 04 2020].

BÄK/KBV/AWMF (2013) *Nationale VersorgungsLeitlinie Therapie des Typ-2-Diabetes – Langfassung.* 1. Auflage. Version 3 Hrsg. s.l.:s.n.

DGK (2016) *ESC/EAS Pocket Guidelines - Diagnostik und Therapie der Dyslipidämien,* s.l.: Börm Bruckmeier Verlag GmbH.

Kahleova, H., Levin, S. & Barnard, N. (2017) Cardio-Metabolic Benefits of Plant-Based Diets. *Nutrients*, 09 08, Issue 9, p. 848.

Keller, M. (2014) Eisen – pflanzlich gut versorgt. *UGBforum spezial: Vegan und vollwertig essen*, pp. 29-32.

Lesser, I. A., Gasevic, D. & Lear, S. A. (2014) The Association between Acculturation and Dietary Patterns of South Asian Immigrants. *PloS one*, 18 02, 9(2).

Lynch, H., Johnston, C. & Wharton, C. (2018) Plant-Based Diets: Considerations for Environmental Impact, Protein Quality, and Exercise Performance. *Nutrients*, 10(12), pp. 18-41.

Mahadevan, M. (2003) *Semantic Scholar.* [Online]
Available at: https://pdfs.semanticscholar.org/783c/58b5f81352291e13076928d5406aa171f619.pdf
[Zugriff am 13 04 2020].

Misra, R. (2011) *Indian Foods: AAPI's Guide Indian Foods: AAPI's Guide To Nutrition, Health and Diabetes.* 2. Auflage Hrsg. Chennai: Sunil Sachdev.

Pahr-Hosbach, S. (2014) *„The situation is changing the habits" – Dietary acculturation and affecting factors among selected South Indian migrants in Singapore in context of the acculturation process.* Gießen: VVB LAUFERSWEILER VERLAG.

Stange, R. & Leitzmann, C. (2017) *Ernährung und Fasten Als Therapie.* 2. Auflage Hrsg. Berlin: Springer.

Statista Research Department (2020) *Statista.* [Online]
Available at: https://de.statista.com/statistik/daten/studie/464123/umfrage/auslaender-aus-indien-in-deutschland/
[Zugriff am 04 05 2020].

Statistisches Bundesamt (2019) *Bundeszentrale für politische Bildung.* [Online]
Available at: https://www.bpb.de/nachschlagen/zahlen-und-fakten/soziale-situation-in-deutschland/61646/migrationshintergrund-i
[Zugriff am 04 05 2020].